DÉTOXIFICATION COMPLÈTE AVEC DES VITAMINES

AUGMENTEZ VOTRE SANTÉ AVEC DES VITAMINES HYDROSOLUBLES ET LIPOSOLUBLES, AMÉLIOREZ VOTRE PEAU, VOS CHEVEUX, VOS ONGLES ET VOTRE APPARENCE

Jessy M. Brown

Première édition

Table des matières

Introduction

Les vitamines sont des nutriments essentiels, qui font partie d'un processus nécessaire qui aide à libérer l'énergie des aliments dans leur composition et de ceux consommés pour garder la peau, les nerfs et les globules rouges dans un mode rajeunissant constant.

Les deux types de groupes de vitamines seraient classés en vitamines liposolubles et en vitamines hydrosolubles. Les vitamines liposolubles sont les vitamines A, D, E et K et toutes se trouvent généralement dans la teneur en matières grasses des aliments. On en trouve également dans les produits alimentaires tels que les huiles végétales, les noix, les jaunes d'œufs, l'huile de poisson, les grains entiers et les légumes à feuilles vertes intenses.

Les vitamines hydrosolubles se présentent sous forme de complexes de vitamines B, C et B. Il contient des éléments tels que la thiamine, la riboflavine, la niacine, le folate, la biotine et l'acide pantothénique qui sont tout ce dont l'organisme a besoin pour remplir des fonctions spécifiques et assurer un fonctionnement optimal de tous les systèmes de l'organisme.

Tous ces ingrédients vitaux dont le corps a besoin et ne peut pas obtenir de l'alimentation quotidienne peuvent être obtenus en prenant les combinaisons et les quantités appropriées de multivitamines et de suppléments minéraux. Cependant, il faut être prudent lors de la prise de ces vitamines et minéraux, car certains d'entre eux ne fonctionnent pas bien ensemble et pour certains systèmes de l'organisme, ils peuvent finir par être stockés et éventuellement causer des conditions toxiques. Cela est d'autant plus vrai que d'autres médicaments sont pris en même temps.

Carences en vitamines

L'apport en vitamines n'a pas encore atteint l'idéal où n'importe qui peut satisfaire les besoins quotidiens de l'organisme sur une base régulière. Parmi les raisons, mentionnons le coût élevé des suppléments et des minéraux, les régimes alimentaires inappropriés, le manque d'apport alimentaire nutritif, le manque de disponibilité de produits alimentaires frais comme les légumes et les fruits frais et, bien sûr, le choix d'aliments malsains qui prévalent toujours dans la consommation.

➢ *Les risques*

Les carences en vitamines peuvent contribuer à un grand nombre de maladies et aussi au manque de fonctions corporelles optimales. Celles-ci peuvent être clairement démontrées par l'incapacité de la personne à fonctionner au quotidien avec une acuité mentale et l'exécution physique précise et précise des fonctions, et la présence d'épisodes fréquents de fatigue.

Les groupes à haut risque les plus susceptibles de souffrir de carences vitaminiques seraient les personnes âgées, les adolescents, les jeunes, les femmes enceintes et allaitantes, les alcooliques, les fumeurs de cigarettes, les végétariens, les personnes à jeun ou en régime alimentaire, les personnes qui abusent des laxatifs, les consommateurs de contraceptifs et d'analgésiques, d'autres médicaments pour maladies chroniques, les personnes présentant des troubles spécifiques du tube digestif, les personnes qui souffrent d'un déficit en vitamine A.

En plus de ces personnes qui mènent une vie trépidante ou qui ont très peu d'activité physique dans leur emploi du temps quotidien, ils seront probablement un autre groupe à souffrir de carences en vitamines.

Certaines des carences les plus prononcées, comme la carence en vitamine A, sont connues pour être la principale cause de cécité évitable, de maladie et d'infections graves chez les enfants. Un manque de vitamine D dans l'alimentation pourrait fragiliser les os, car cette vitamine est essentielle à la formation et à la croissance des os.

La supplémentation en vitamine E jouera un rôle important dans le soutien de la croissance du cerveau et des fonctions cardiovasculaires et respiratoires. Le manque de vitamine B est également préjudiciable à la santé globale du système de l'organisme, car c'est l'élément principal dans la fabrication des globules rouges qui permet au système nerveux de fonctionner efficacement.

Quels sont les types de vitamines ?

L'obtention de tous les besoins en nutriments de l'organisme peut se faire par un apport quotidien ou régulé en vitamines. Il y a deux catégories de base de vitamines qui sont solubles dans l'eau et liposolubles.

Les vitamines hydrosolubles seraient les vitamines B et C, tandis que les vitamines liposolubles seraient les vitamines A, D, E et K. Les vitamines solubles dans l'eau seraient éliminées de l'organisme sur une base régulière, d'où la nécessité de consommer des doses quotidiennes de ce type de groupe.

Les vitamines liposolubles sont souvent stockées dans les tissus adipeux de l'organisme, d'où la nécessité de les utiliser pour éviter les rétentions inutiles qui pourraient entraîner des complications médicales négatives.

> ### *Types de vitamines*

Ce qui suit est une liste de certaines des vitamines les plus importantes qui sont généralement recommandées et consommées :

Vitamine A - elle joue un rôle dans l'amélioration de la vue et le maintien d'une peau saine. Il peut être obtenu à partir d'œufs, de lait, d'abricots, d'épinards et de patates douces.

Vitamine B - Cette vitamine particulière comporte d'autres sections de décomposition, notamment B1, B2, B6, B12, niacine, acide folique, biotine et acide pantothénique.

Ils génèrent l'énergie dont le corps a besoin pour ses fonctions quotidiennes et participent activement à la production de globules rouges qui transportent l'oxygène dans tout l'organisme.

Ceux-ci peuvent provenir du blé, de

l'avoine, du poisson, des fruits de mer, des légumes-feuilles, du lait, du yogourt, des haricots et des pois.

Vitamine C - cette vitamine aide à renforcer les gencives et les muscles, tout en aidant à guérir les plaies et à surmonter les infections. Ses principales sources sont les tomates, les choux, le brocoli et les fraises.

Vitamine D - renforce les os et les dents et aide également à l'absorption du calcium. On le trouve dans le poisson, le jaune d'œuf, le lait et certains autres produits laitiers.

Vitamine E - s'occupe des fonctions pulmonaires et aide également à la formation des globules rouges du sang. On le trouve dans les noix, les feuilles vertes, l'avoine, le blé et le lait.

Vitamines dans les aliments

Bien que les aliments naturels soient riches en une variété de vitamines, il faut noter que plusieurs de ces vitamines sont perdues à cause de l'entreposage, de la cuisson et de la manipulation.

Par conséquent, il est important d'entretenir soigneusement les aliments naturels afin que l'intégrité du produit demeure intacte. Certaines vitamines ne devraient pas être prises avec d'autres médicaments, et certaines combinaisons de vitamines ne sont pas non plus adéquates.

Pour obtenir les meilleurs résultats, il faut consulter un professionnel de la santé afin qu'une combinaison appropriée puisse être conçue pour répondre aux besoins et aux désirs de la personne.

➢ *Sources*

Ce qui suit est un résumé général des diverses sources alimentaires des vitamines les plus courantes :

Vitamine A - foie de boeuf, poissons gras, lait, jaunes d'oeufs et fromage.

Vitamine C - oranges, choux de Bruxelles, fraises, brocolis, brocolis, choux frisés.

Vitamine D - sardines en conserve, maquereau, hareng, crevette, lait fortifié.

Bêta-carotène - pêches, patates douces, carottes, épinards, courge poivrée.

Vitamine E - huile de germe de blé, huile de carthame, huile de tournesol, épinards, germe de blé, autrement dit, œufs et avoine.

Vitamine K - feuilles de navet, brocoli, chou, épinards et foie de boeuf.

Vitamine B1 (thiamine) - germe de blé, jambon, foie de boeuf, arachides, pois verts, porc et riz brun.

Vitamine B2 (riboflavine) - foie de boeuf, lait, yaourt, avocats, chou frisé et levure.

Vitamine B3 (niacine) - poulet, saumon, bœuf, beurre d'arachide, pommes de terre, graines de tournesol et prunes.

Vitamine B% (acide pantothénique) - foie de bœuf, oeufs, avocats, champignons, lait, noix et légumes verts.

Vitamine B6 (pyridoxine) - bananes, avocats, bœuf, poulet, poisson, graines et chou.

Vitamine B12 (cobalamine) - foie de boeuf, palourdes, thon, yogourt, lait, fromage et œufs.

Acide folique (vitamine BC) - foie de boeuf, épinards, jus d'orange, laitue romaine, betteraves, carottes, jaune d'œuf, avocats et abricots.

Biotine - foie de boeuf, amandes, beurre d'arachide, oeufs, son d'avoine, riz non poli, viande et produits laitiers.

Comment choisir les bonnes vitamines ?

Même le plan d'alimentation le plus complet ne répond souvent pas à tous les besoins nutritionnels quotidiens de chacun, des enfants aux adultes. Certaines des raisons de ces déséquilibres sont, par exemple, des régimes alimentaires inadéquats, une consommation excessive d'aliments rapides et pratiques et le fait qu'il n'y a pas assez de fruits et légumes pour occuper une place importante dans l'alimentation quotidienne.

C'est là que le soutien nutritionnel des vitamines peut être utile. Cependant, il serait fou de l'assumer et toutes les vitamines conviennent à tout le monde de la même façon.

Il faut tenir compte de certains facteurs,

comme le mode de vie, la disponibilité de produits alimentaires naturels, les problèmes de santé individuels et d'autres facteurs qui jouent un rôle dominant dans le choix de la bonne vitamine à consommer.

➤ *La sélection*

Presque tous les experts médicaux croient encore que la meilleure source de vitamines est toujours les aliments naturels, mais pour diverses raisons, il n'est pas toujours possible d'obtenir les besoins quotidiens grâce à cette source unique, d'où la nécessité de créer un équilibre avec l'ajout de vitamines dans le régime alimentaire quotidien.

La plupart des experts préconisent la consommation d'une dose quotidienne de multivitamines, qui est habituellement suffisante pour traiter adéquatement toute carence, si la personne suit déjà un régime alimentaire assez sain.

Toutefois, si la personne prend déjà un

autre médicament pour traiter d'autres troubles médicaux, il se peut qu'il ne s'agisse pas d'une option à envisager. Certaines vitamines ne réagissent pas bien à certains médicaments et ceci devrait être soigneusement considéré afin d'éviter tout effet indésirable sur le système de l'organisme en prenant les deux sans consulter un médecin.

Les femmes qui allaitent et les femmes enceintes ont besoin de toute une gamme d'autres vitamines pour compenser les carences dues aux conditions dans lesquelles elles se trouvent. De même, les personnes plus âgées peuvent aussi avoir besoin de doses plus élevées de vitamines ou d'une variété différente que les plus jeunes, car les personnes âgées ont tendance à manger moins et leur alimentation quotidienne ne contient généralement pas toutes les vitamines nécessaires dont le corps a besoin.

Vitamines pour bébés.... C'est sans danger ?

Il est établi depuis longtemps que la plupart des bébés allaités ont une alimentation complète, saine et équilibrée et que les parents n'ont pas à se soucier du manque de nourriture.

Cependant, au cours des dernières années, la recherche a montré que de nombreuses femmes enceintes et allaitantes ne suivent pas un plan d'alimentation complet et sain pour elles-mêmes, ce qui, à son tour, affecte la santé globale du bébé.

Dans certains cas, il peut être nécessaire de compléter un régime alimentaire pour enfants avec des vitamines spécifiquement identifiées. En aucun cas un bébé ne doit être nourri avec des vitamines en vente libre sans l'approbation d'un médecin expérimenté.

> ## *Pour le bébé*

Certains bébés peuvent avoir besoin de suppléments de vitamine D si leur consommation quotidienne de lait est inférieure à 32 onces de lait maternisé ou de lait maternel, bien qu'il puisse être un peu plus difficile de mesurer la quantité de lait consommée si elle n'est pas exprimée dans un biberon......

Les prématurés et les bébés nés avec des problèmes médicaux peuvent avoir besoin de suppléments vitaminiques pour les aider à rester en bonne santé et à grandir en conséquence.

Ceci s'applique également à la mère qui a déjà eu des problèmes médicaux, de sorte qu'elle peut ne pas être en mesure de fournir toutes les vitamines complètes et nécessaires au foetus lorsqu'elle porte l'enfant à terme.

Certaines mères qui suivent un régime

végétarien pendant la grossesse peuvent également avoir besoin d'envisager une forme de supplément vitaminique pour le bébé après les 6 premiers mois de sa vie.

Certaines recommandations populaires que les médecins peuvent suggérer pour les bébés comprennent un supplément de fer, de vitamine D, de vitamine B12 et de DHA, qui est un supplément important d'oméga-3.

Cependant, aucune d'entre elles ne devrait être incorporée dans l'alimentation d'un bébé sans la recommandation spécifique d'un médecin, mais seulement après qu'un examen médical approfondi ait été effectué....

Vitamines pour adultes

La plupart des adultes d'aujourd'hui ne sont pas en mesure d'obtenir la totalité des besoins nutritionnels de leur régime alimentaire quotidien pour diverses raisons. Même si les choix alimentaires les plus sains sont préparés et consommés quotidiennement, cela ne signifie pas nécessairement que l'apport nutritionnel optimal est atteint.

Cela peut être dû au fait que certaines méthodes de culture et de conservation, et même de cuisson ou de préparation, contribuent aux effets négatifs sur l'intégrité de la denrée alimentaire naturelle elle-même, de sorte que lorsqu'elle est prête à être consommée, la majeure partie de la valeur de son contenu original a disparu.

Les modes de vie influent également sur

les besoins nutritionnels de l'organisme, de sorte que ce n'est qu'après avoir pris en compte tous ces facteurs que l'on peut choisir le complément idéal.

➢ *Pour les adultes*

Idéalement, le régime alimentaire quotidien devrait contenir tous les groupes alimentaires, comme les groupes de fruits, les groupes de légumes, les sources de noix et de céréales, les sources de viande et de protéines, et les groupes de légumineuses. Cependant, pour une raison ou une autre, il est presque toujours impossible de créer une alimentation équilibrée avec tous ces groupes inclus quotidiennement.

Décider de prendre des doses de vitamines comme substitut à une alimentation adéquate n'est pas non plus quelque chose à considérer, car ce n'est certainement pas suffisant pour les besoins quotidiens de l'organisme.

Tous les adultes devraient inclure toutes

les vitamines suivantes dans leur régime alimentaire quotidien :

Vitamine A - pour une reproduction cellulaire quotidienne et des conditions immunitaires optimales pour combattre les maladies. Ceci est également nécessaire pour la formation de certaines hormones, aide à la vision et à la croissance osseuse, en maintenant la santé de la peau, des cheveux et des muqueuses.

Vitamine B - il s'agit de la production et du maintien des niveaux d'énergie, de la conversion des glucides en sources d'énergie, du fonctionnement optimal du muscle cardiaque et du système nerveux.

Vitamine B2 - importante pour la croissance et la capacité de reproduction de l'organisme, ainsi que pour la croissance des globules rouges et la libération de l'énergie des glucides.

Vitamines pour les personnes âgées

Pour la personne âgée, il peut être difficile de créer et de maintenir un régime alimentaire idéal pour ce groupe d'âge. C'est parce qu'il existe de nombreux facteurs conjonctifs qui dictent le bien-être des personnes de ce groupe d'âge.

Ces facteurs peuvent inclure l'utilisation de médicaments pour certaines maladies, le manque d'énergie ou d'intérêt pour la préparation de repas nutritifs, surtout s'il s'agit d'une personne seule, le manque d'accès à l'achat de produits frais et les restrictions financières.

Cependant, il faut s'assurer que le groupe des personnes âgées essaie de suivre un régime alimentaire équilibré et nutritif. Ceci peut être fait avec l'aide de vitamines pour compléter toute carence constatée dans le régime alimentaire ou le maquillage médical de la personne.

> ### *Pour les personnes âgées*

Ce qui suit sont certaines des vitamines qui devraient idéalement être considérées pour la consommation par ce groupe d'âge particulier :

Vitamine D - cette vitamine aidera l'organisme à absorber le calcium, car ce groupe d'âge est plus sujet à l'ostéoporose. Cette vitamine aide également à lutter contre la plupart des maladies cardiaques, auxquelles ce groupe d'âge est sensible.

Tous les différents types de vitamine B - les personnes âgées ont souvent de la difficulté à créer leur propre acide gastrique, ce qui est essentiel pour aider à transformer certains aliments en éléments que l'organisme peut utiliser.

En plus d'aider dans ce domaine, il aide aussi à maintenir le cerveau dans un état optimal de sorte que la perte de mémoire et d'autres maladies de délibération du cerveau soient tenues à distance.

Vitamine K - particulièrement utile pour combattre l'apparition de la maladie d'Alzheimer. Il aide également le caillot sanguin plus efficacement, car la plupart des personnes âgées attestent qu'elles ont d'importantes difficultés à contrôler les saignements. Dans certains cas, il a également été observé que cette vitamine peut aider à améliorer les conditions d'optéoporose.

Attention à la surdose de vitamines !

Il y a beaucoup de raisons pour lesquelles les gens ont tendance à prendre une surdose de vitamine, et dans certains cas ils ne réalisent même pas cette condition jusqu'à ce qu'il apparaisse à un examen médical qu'elle est causée par une maladie. Le surdosage peut être dû à un certain nombre de raisons et la plupart sont simplement parce que la personne est négligente ou mal informée.

La prise de suppléments vitaminiques sans surveillance médicale appropriée n'est pas non plus recommandée parce que certaines vitamines ne réagissent pas bien à d'autres médicaments que la personne peut prendre pour certaines conditions médicales.

La prise de ces suppléments

vitaminiques peut entraîner la mutation d'autres médicaments ou, à tout le moins, rendre inefficaces le traitement de la maladie pour laquelle le traitement a été prescrit.

Bien entendu, cela pourrait entraîner une situation très dangereuse pour l'individu. Il y a également quelques vitamines qui sont connues pour éliminer les effets d'autres vitamines une fois prises ensemble. Le respect de la posologie prescrite sur l'emballage est également très important pour que tout écart puisse entraîner une surdose, surtout lorsqu'il est pris en supplément pour compenser les séances manquées.

Une autre façon de s'assurer qu'une personne n'est pas susceptible de faire une surdose de vitamines est d'effectuer des analyses sanguines périodiques, car tout élément négatif apparaîtra clairement dans les rapports faits à partir des restes.

Conclusion

Conclusion de la réunion

Prendre des suppléments vitaminiques simplement parce que c'est la bonne chose à faire n'est pas une raison suffisante pour commencer avec ce régiment. Prendre des vitamines sans tenir compte du mode de vie global de l'individu n'est pas non plus une bonne idée.

Pour certains qui prennent des suppléments de vitamine il est fait ainsi, au lieu de la prise alimentaire adéquate, et ce n'est pas non plus prudent. Tous ces scénarios peuvent et conduisent généralement à ce que l'organisme ne soit pas capable d'absorber la vitamine assez rapidement et donc de la retenir pour d'éventuelles complications médicales négatives, ou à ce qu'elle soit gaspillée, puisqu'elle est simplement éliminée du système organique sans utiliser....

J'espère que vous êtes sur la bonne voie pour mieux comprendre les vitamines.

Maintenant oui, je vous souhaite le meilleur dans vos résultats, et rappelez-vous que tout est pratique ; la théorie sans l'action ne vous est d'aucune utilité. Il apporte tout ce que vous apprenez dans la vie réelle.

Un gros câlin, ton amie Jessy !

D'ailleurs, lorsque vous obtiendrez vos résultats petit à petit, je vous recommande vivement, si vous voulez en savoir plus sur les méthodes de perte de poids, mon livre, sur "COMMENT FAIRE UNE DÉINTOXICATION NATURELLE COMPLÈTE", est un livre qui je suis sûr vous aidera beaucoup sur votre chemin vers"la bonne santé". Sans plus attendre, vous pouvez le trouver dans le moteur de recherche Amazon, comme : "Comment faire une désintoxication naturelle complète" ou en cherchant mon nom, comme : "Jessy M. Brown".... Encore une fois, je vous souhaite beaucoup de succès dans vos résultats !

www.ingramcontent.com/pod-product-compliance
Lightning Source LLC
Chambersburg PA
CBHW072011280526
45788CB00013B/2705